CONSEILS

AU SUJET DU

CHOLÉRA

PAR

Le Docteur MONOD

PROFESSEUR AGRÉGÉ A LA FACULTÉ DE MÉDECINE DE PARIS
CHIRURGIEN HONORAIRE DES HOPITAUX DE PARIS, ETC.

DEUXIÈME ÉDITION

CETTE BROCHURE SE VEND **25** CENTIMES
AU PROFIT DES PAUVRES

OCTOBRE 1865

PARIS

CH. MEYRUEIS
LIBRAIRE
174, RUE DE RIVOLI

SAINT-JORRE
LIBRAIRE
RUE DE RICHELIEU, 91

CONSEILS

AU SUJET DU

CHOLÉRA

PAR

Le Docteur MONOD

PROFESSEUR AGRÉGÉ A LA FACULTÉ DE MÉDECINE DE PARIS
CHIRURGIEN HONORAIRE DES HOPITAUX DE PARIS, ETC.

DEUXIÈME ÉDITION

TTE BROCHURE SE VEND **25** CENTIMES
AU PROFIT DES PAUVRES

OCTOBRE 1865

PARIS

CH. MEYRUEIS
LIBRAIRE
174, RUE DE RIVOLI

SAINT-JORRE
LIBRAIRE
RUE DE RICHELIEU, 91

1865

TABLE DES MATIÈRES

Paris. — Typ. de Ch. Meyrueis, rue des Grès, 11. — 1865.

AVANT-PROPOS

En 1849, lors de la seconde apparition du choléra à Paris, j'écrivis pour mes clients, sous le titre de : *Conseils au sujet du choléra*, une courte instruction sur les précautions qui me paraissaient les plus propres à les préserver du choléra et sur les premiers soins à donner aux malades en attendant l'arrivée du médecin. — Cette petite publication, limitée à mes clients et amis, contribua à calmer des inquiétudes et à donner de la sécurité. — En 1853, lorsqu'une nouvelle épidémie de choléra débutait, on me demanda de réimprimer cette notice, ce que je fis avec quelques modifications. En ce moment où le choléra sévit à Paris une quatrième fois, on me demande de nouveau de faire réimprimer ces Conseils. Mais, depuis 1853, la science a marché et mon opinion sur la nature et le traitement du choléra s'est modifiée. — Pour répondre au désir qui m'était exprimé, j'ai dû refondre ce petit travail. Les notions qu'il renferme expriment, je le crois, les vérités qui se sont fait jour au milieu du conflit des opinions diverses émises sur ce fléau, et je suis convaincu que si ces notions étaient généralement admises, le choléra ferait beaucoup moins de victimes. C'est par suite de cette conviction que j'ai cru de mon devoir de récrire ces Conseils et de leur donner une publicité plus étendue.

L'observation des règles que j'indique, préservera presque toujours du choléra. Mais il existe en outre un puissant préservatif qui est indépendant de l'art du médecin ou de l'officine du pharmacien et que tout l'or du monde ne peut procurer : je veux parler de la sécurité et de la paix de l'âme qui sont le fruit de la piété ; l'agitation, l'inquiétude, la terreur donnent fortement prise au choléra, tandis que celui qui, tout en prenant les précautions indiquées par la science et l'expérience, se remet en paix entre les mains de Dieu, convaincu que son Père céleste veille sur lui et dirige toutes choses pour son véritable bien, est, médicalement parlant, moins exposé à prendre le choléra que celui qui n'a pas cette bienheureuse assurance.

De la nature du choléra et des moyens de s'en préserver.

Il existe depuis des siècles, en Europe, une maladie qui se manifeste surtout en été et en automne, qui offre tous les symptômes du choléra asiatique et qui est parfaitement décrite dans nos vieux livres de médecine sous le nom de choléra. Mais cette maladie, que l'on appelle choléra *sporadique* ou *indigène*, pour le distinguer du choléra *épidémique* ou *asiatique*, diffère essentiellement de la maladie dont nous nous occupons ici en ce qu'elle n'atteint que des individus isolés et qu'elle est rarement mortelle. — Tous les ans, les hôpitaux de Paris présentent des cas de choléra.

Le choléra asiatique, qui est permanent sur les bords du Gange, a visité la France en 1832, 1849 et 1854. — Cette année, les pèlerins, qui étaient rassemblés à la Mecque au nombre prodigieux de 40,000, dit-on, ont été infectés du choléra par des mahométans venus des Indes, et, en se dispersant de tous côtés, ils ont disséminé le choléra en Egypte, en Syrie, en Turquie. C'est de ces pays qu'il a été importé à Marseille.

On a espéré longtemps que le mal s'arrêterait au littoral de la France; mais cet espoir a été déçu; le fléau s'est étendu de proche en proche; il a gagné Paris, et quoiqu'il y ait lieu de croire que, comme à Marseille, le choléra sera moins meurtrier qu'à ses premières apparitions, il ne faut pas s'étourdir sur la réalité du danger, et la prudence exige qu'on agisse pour se mettre à l'abri de la maladie.

Il y a moyen, dans l'immense majorité des cas, de se préserver du choléra. Pour bien comprendre cette vérité, il faut savoir ce qu'est le choléra.

Je ne puis mieux faire, pour donner une idée saine de ce fléau, que de transcrire ici ce qu'en dit M. le docteur Jules Guyot, dans l'*Union médicale* (n° 116, 1865) : « Il n'y a pas de constitutions cholériques; il y a un miasme, qui s'attache aux individus et se multiplie par eux et autour d'eux, et qui, comme les sporules de l'oïdium, se répand dans l'atmosphère. Ce miasme ne vit qu'un certain temps là ou les marais du Gange, lieu de leur reproduction constante, n'existent pas. Sans doute, il est des constitutions climatériques et météorologiques qui peuvent favoriser ou atténuer la multiplication et les ravages du miasme cholérique ; sans doute, il est des dispositions hygiéniques et physiologiques des individus et des populations qui peuvent donner à sa malignité plus ou moins de prise en tel ou tel pays, en telle ou telle saison ; mais il n'y a pas plus de constitutions cholériques qu'il n'y a de constitutions de sauterelles, de fourmis, de cousins, de chardons, à moins qu'on n'appelle constitution la présence ou l'invasion des sauterelles, fourmis, cousins, chardons.

« Faut-il donc conclure de ces vérités, qu'il faut fuir devant le fléau, qu'il faut rompre les relations des peuples, du commerce, des familles, des individus? Non, certes, car tous les efforts en ce sens seraient vains. On ne sait rien du temps que le miasme cholérique peut passer sans perdre ses conditions d'existence et de multiplication; on ne sait rien de ses moyens de transport et de la distance qu'il peut atteindre. On l'a vu, engourdi pendant deux à trois mois de froid, se réveiller aux premières chaleurs avec énergie; on l'a vu suivre des vallées et des courants à de grandes distances; rien jusqu'à présent n'indique les barrières qu'on peut opposer à son action, ni les conditions extérieures d'assainissement et de désinfection qui détruiraient ses prétendus foyers; les pays les plus sains, les sites les mieux aérés ont été décimés par le choléra, tandis qu'il épargnait les plus humides, les cloaques les moins propres à conserver la race humaine.

« ... Ce n'est pas à l'isolement international, et à plus forte raison à l'isolement des cités, des bourgades, des familles et des individus, qu'il faut demander le remède au mal. Il n'est là qu'à l'état d'imperfection et d'impossibilité; il n'est pas dans les mesures générales d'assainissement et de désinfection dont on est si bruyamment prodigue; il ne réside absolument que dans l'hygiène et dans la médecine, c'est-à-dire dans le traitement individuel. »

J'ai cité d'autant plus volontiers ces passages de la lettre de M. Guyot à l'*Union médicale*, que l'opinion de cet honorable confrère est exactement celle que je me suis faite du choléra d'après l'expérience des dernières épidémies.

Je considère le choléra comme un poison dont les premières manifestations ont lieu dans le canal digestif. Empêcher l'ingestion du poison, le neutraliser dès qu'il se manifeste, voilà ce que doivent s'efforcer de faire, je ne dis pas seulement les médecins, mais aussi tous les individus qui sont exposés aux atteintes du fléau. — En effet, le rôle du médecin est trop souvent impuissant; s'il est appelé lorsque toute l'économie est infectée, les moyens dont il dispose sont extrêmement bornés. Mais, a-t-on toujours le temps de s'opposer aux premières manifestations du choléra? Le choléra n'est-il pas souvent foudroyant? Je suis convaincu du contraire; le choléra véritablement foudroyant, s'il existe, doit être extrêmement rare, et dans presque tous les cas où la maladie a paru parcourir toutes ses périodes en quelques heures, on aurait pu certainement, si les informations avaient été exactes, reconnaître que la veille, au moins, le malade avait éprouvé quelques accidents qui annonçaient le début de la maladie.

Les moyens de se préserver du choléra sont fort simples et faciles à mettre en usage pour ceux à qui Dieu a accordé les moyens de se procurer ce dont ils peuvent avoir besoin. Il n'en est malheureusement pas ainsi des pauvres, et si, en tous temps, c'est un devoir pour les riches de suppléer à ce qui manque à leur prochain, en temps de choléra ils doivent aider les pauvres, non-seulement par charité chrétienne, mais aussi dans leur propre intérêt, car moins on laissera de prise au choléra autour de soi, et moins on y sera exposé soi-même.

Il faut en temps de choléra se soumettre aux règles ordinaires de l'hygiène, règles dont l'observation est utile en tout temps, mais dont la négligence, pendant une épidémie de ce fléau, peut être extrêmement dangereuse. Parmi ces règles, celles qui concernent les fonctions du canal digestif sont les plus importantes, et c'est à leur égard qu'il convient d'entrer dans quelques détails.

Les circonstances qui peuvent le plus

facilement amener un trouble dans la digestion, sont : 1° le refroidissement surtout du ventre et des pieds; 2° un excès de fatigue et la surexcitation des fonctions cérébrales; 3° une mauvaise alimentation.

1° Pour éviter le refroidissement, il est très utile, si la température est variable, d'ajouter aux précautions ordinaires l'usage d'une ceinture de flanelle qui fasse tout le tour du corps et s'étende depuis la poitrine jusqu'au bas du ventre. Les bas de laine sont utiles aux personnes qui transpirent des pieds ou sont exposées à garder les pieds mouillés.

2° Les veillées, l'abus des plaisirs, la trop grande tension d'esprit, les émotions vives, la colère en particulier, peuvent troubler la digestion. De là, des règles à observer sur lesquelles il est inutile de s'appesantir.

3° Le régime alimentaire doit être simple et solide; il doit être dirigé de manière à éviter les indigestions et surexciter modérément les forces vitales. Il se composera surtout de céréales, de potages au bouillon, de viandes de boucherie rôties ou grillées, de gibier, de volailles et d'œufs; on usera modérément de poisson et on s'abstiendra de charcuterie ; on pourra manger des racines, des pommes de terre, des légumes herbacés; les bons fruits crus en petite quantité, et cuits avec un peu de vin ou d'eau-de-vie sont permis. Les pâtisseries lourdes, les aliments de difficile digestion seront prohibés. En général, les mets seront un peu plus épicés que d'ordinaire. Il est indispensable d'éviter les excès de boisson; il est bon cependant d'augmenter un peu la proportion de boissons spiritueuses; un peu de café noir après le repas convient en général; les hommes vigoureux et ceux dont l'estomac est paresseux feront bien d'y joindre un peu de boisson spiritueuse. Quelques gouttes d'eau-de-vie ou de rhum dans le thé au lieu de crème peuvent être utiles à beaucoup de personnes. Les boissons dites rafraîchissantes, surtout les boissons glacées, devront être prises avec grande modération. Enfin, il sera toujours bon de ne pas charger l'estomac et de rester sur son appétit.

Beaucoup de personnes quittent leur domicile pour échapper au choléra. Cette conduite est imprudente : il est fort possible qu'on emporte le germe de la maladie qu'on veut fuir; d'ailleurs, il arrive souvent qu'on se trouve exposé dans l'endroit où l'on va s'établir à l'influence épidémique qu'on a voulu éviter en quittant sa maison; enfin, il est dangereux de rompre ses habitudes et de s'éloigner des secours dont l'efficacité résulte en partie de la promptitude avec laquelle ils sont administrés.

Mais ces considérations, toutes personnelles, sont les moindres motifs qui s'opposent à l'émigration. — Ce n'est pas seulement au médecin, à l'administration, à ceux qui ont charge d'âmes, qu'incombe le devoir de ne pas abandonner la localité où Dieu les a placés, lorsque le choléra s'y manifeste; c'est à tous les habitants, et je comparerais volontiers le fait de l'émigration, en temps d'épidémie, à celui du soldat quittant son poste au jour de la bataille. L'émigration est fâcheuse pour ceux qui s'en vont, comme je viens de le montrer; elle est fâcheuse aussi pour ceux qui sont obligés de rester, soit parce qu'elle augmente la peur qu'ils peuvent éprouver, soit parce qu'elle les prive des secours que pourraient leur donner ceux qui s'en vont. Tous, riches et pauvres, doivent payer, les premiers, de leur bourse et de leur personne; les seconds, de leur personne. Ceux qui agissent ainsi contribuent, autant qu'il leur appartient, à arrêter les ravages du fléau en relevant le courage de leurs concitoyens et en exerçant sur eux cette influence morale dont l'action est si puissante. Que les membres des familles restent donc groupés pour s'aider mutuellement et aider ceux qui les entourent, et que, fermes au poste du devoir, ils attendent en paix la manifestation de la volonté de Dieu à leur égard.

Traitement des troubles du canal digestif qui précèdent le choléra.

J'ai dit plus haut que l'attaque de choléra était presque toujours, sinon toujours, précédée de désordres du canal digestif. Ces troubles, en temps ordinaire, n'ont pas la moindre gravité, mais, en temps de choléra, ils doivent être pris en considération très sérieuse, parce qu'il est possible qu'ils soient produits par l'infection commençante du poison.

Ces troubles sont : des borborygmes, de la pesanteur d'estomac, de la diarrhée, des envies de vomir ou même quelques vomissements. Il arrive fréquemment que le mal se borne à la diarrhée et qu'il n'y ait pas de dégoût pour les aliments, quoique l'appétit ne soit pas franc. — Dans les cas où le mal est plus sérieux, les selles sont nombreuses, aqueuses et blanchâtres, ce qui constitue ce qu'on a appelé la cholérine. Mais il ne faudrait pas tirer un motif de sécurité de ce que les selles ont la couleur ordinaire. Il faut agir dans tous les cas comme pour un commencement d'infection cholérique.

Que faire contre ce poison dont on a lieu de soupçonner l'introduction dans le canal digestif? Ce qu'on fait pour tous les poisons avalés : avant qu'il ait été absorbé, l'expulser par des vomitifs et des laxatifs. Il faut d'autant moins hésiter à recourir à ces moyens, qu'ils sont très utiles, même dans le cas où il s'agirait, non d'un début de choléra, mais d'un simple embarras gastrique. Je ne puis trop m'élever contre une déplorable erreur, fort répandue dans le monde, et partagée par beaucoup de médecins, qu'on ne doit pas se purger en temps de choléra. Beaucoup de malades, qui auraient pu facilement être guéris par une simple purgation, ont péri victimes de cette erreur. M. J. Guyot écrit dans la lettre déjà citée plus haut : « Je n'ai jamais vu, sur plus de mille cholérines traitées par le sulfate de soude, un seul malade être atteint de l'accès cholérique. » Mes observations confirment pleinement celles de mon honorable confrère.

De ces faits et de ces principes découlent les conseils que je crois devoir donner, conseils qui reposent sur la supposition qu'on ne peut pas recourir immédiatement à l'avis d'un médecin, ce qui est certainement préférable, mais ce qui malheureusement est souvent impossible lorsque l'épidémie est forte, le médecin ne pouvant pas répondre à tous les appels qui lui sont adressés :

1° Garder la chambre, ou même le lit, si le mal est intense et les coliques vives ; appliquer sur le ventre des flanelles chaudes ou des cataplasmes ;

2° Si la langue est chargée, s'il y a des nausées, à plus forte raison des vomissements, prendre de cinquante centigrammes à un gramme d'ipéca, suivant l'âge, dans une petite tasse d'eau sucrée. Pour les jeunes enfants, on donnera le sirop d'ipéca à la dose d'une cuillerée à soupe. Dix minutes après, on fera prendre à l'enfant une seconde cuillerée, si la première n'a pas produit d'effet. Boire de l'eau tiède en abondance quand le vomitif agira. Lorsque l'effet du vomitif sera épuisé, il faut se mettre à l'usage du thé ou d'une infusion de menthe ; on ajoutera, pour une tasse à thé d'infusion, une ou deux cuillerées à café de véritable rhum ou de véritable eau-de-vie de vin, si le malade est vigoureux ou s'il se sent faible.

3° Si quelques heures après l'usage du vomitif et de ces infusions, la diarrhée persiste, ou si le malade, n'ayant pas eu d'envies de vomir au début, n'a pas pris de vomitif, et a seulement des selles nombreuses avec ou sans coliques, on administrera un purgatif. Pour les très jeunes enfants, à qui on aurait de la peine à faire avaler une certaine quantité de liquide de mauvais goût, on s'en tiendra au calomel, à la dose de 5 centigrammes associés à 10 centigrammes de scammonée, délayés dans une cuillerée à café d'eau sucrée. Pour les malades plus âgés, on donnera la préférence au sulfate de soude, à la dose d'une, deux ou trois fortes cuillerées à soupe, suivant l'âge et la force des malades; le sel sera dissous dans un verre d'eau. Cette purgation sera prise de préférence le matin de bonne heure, au lit. En cas d'urgence, on peut la prendre trois heures après le dernier repas solide, plus tôt si le repas a été léger. Du thé ou du tilleul léger sera pris pour faciliter l'effet du purgatif.

4° Dans la grande majorité des cas,

à la suite de cette purgation, le malade se sentira beaucoup mieux et sera délivré de la diarrhée et des coliques. Si ce mieux-être n'avait pas lieu et si 4 à 5 heures après le premier effet de la purgation, les gardes-robes continuaient à être nombreuses avec ou sans coliques, on se trouverait très bien de l'usage des gouttes dont je donne la formule à la fin de cette brochure et qui sont dues au docteur Franceschi, de Saint-Pétersbourg. Cette préparation a été fort utile à beaucoup de malades en 1849 et 1854. On en donne 5 pour un enfant, 10 pour une femme, 15 pour un homme, dans une tasse à café d'infusion de thé ou de camomille. Deux heures après, on peut donner une seconde dose, si les accidents persistent. Dans le cas où par le fait d'un voyage, le malade se trouverait dans l'impossibilité de prendre un vomitif ou un laxatif, il devrait prendre ces gouttes en attendant qu'il pût suivre le traitement indiqué plus haut.

5° Si, le lendemain, la diarrhée persiste, on n'hésitera pas à renouveler la purgation. On y reviendrait, si les troubles gastro-intestinaux se produisaient de nouveau.

6° Les lavements émollients, de racines de guimauve, de graine de lin, de son, ou simplement d'eau tiède sont utiles pour calmer les coliques.

7° La diète absolue est indiquée tant qu'il n'y a pas d'appétit. Des potages au gras seront donnés dès que le besoin de manger se fera sentir, et on arrivera rapidement à sustenter le malade avec du pain et de la viande.

Premiers soins à donner à un malade affecté de choléra.

Si par le fait de la négligence des précautions et du traitement indiqués plus haut, un malade est pris de vomissements et de selles blanches avec crampes, extinction de la voix, refroidissement et coloration bleuâtre de la peau, symptômes qui indiquent que le poison a franchi le canal intestinal et agit sur tout le système nerveux, il faut, en attendant l'arrivée du médecin, combattre le mal avec vigueur et rapidité par les moyens suivants :

1° Coucher le malade et tâcher de le réchauffer par l'application de flanelles chaudes, de cruchons remplis d'eau chaude, de sachets de son ou de sable chaud, par des frictions sur les membres et le tronc avec des flanelles sèches ou des gants de crin.

2° Faire avaler, dès le début des accidents, un petit verre de bonne eau-de-vie vieille, ou de rhum. On peut renouveler la dose au bout d'un quart d'heure si les désordres ne sont pas enrayés. Si le malade rejette ces boissons, on les donnera en lavement, dans un peu d'eau. Il est essentiel que ces boissons soient absorbées ; si donc elles sont rejetées, soit par le haut soit par le bas, on donnera de nouvelles doses plus petites et répétées et on tâchera d'empêcher les vomissements au moyen de la glace donnée par petits fragments.

Il est important de se souvenir que ces conseils n'ont pour objet que les premiers soins à donner à un cholérique, en attendant l'arrivée du médecin ; le traitement du choléra exige d'autres soins dont le médecin est seul juge. L'état moral du malade exerce une très grande influence sur l'efficacité de ces premiers soins, comme de ceux que le médecin pourra employer plus tard. La frayeur, le découragement peuvent rendre tout traitement inefficace, tandis que le calme et l'énergie que donnent la confiance en Dieu et la soumission à sa volonté diminuent le danger de la maladie. Ceux qui entourent le malade devront s'efforcer de développer et d'entretenir chez lui cette précieuse disposition de l'âme.

Quoiqu'on ne puisse méconnaître que chaque cholérique est une source de propagation de la maladie, il faut bien se garder de conclure de ce fait que le choléra se gagne par le contact comme la petite vérole ou la scarlatine. Il n'y a pas plus de danger à courir pour ceux qui prodiguent leurs soins aux cholériques que pour ceux qui, par crainte du fléau, se renferment chez eux. Je serais même disposé à considérer ces derniers comme plus exposés que les premiers ; la crainte prédispose au choléra, tandis que le calme et le courage que donne le sentiment du devoir accompli, sont un puissant préservatif. Il ne résulte pas de ce que je viens de dire qu'il ne faille pas prendre des précautions en soignant un cholérique. Dans l'intérêt du malade et dans celui de ceux qui le soignent, il faut faire disparaître immédiatement les déjections de la chambre, répandre de l'eau chlorurée dans les vases qui servent au malade, et sur les linges qui sont salis et renouveler l'air de la chambre de temps en temps. Il faut enfin que ceux qui soignent un cholérique ne séjournent pas longtemps de suite auprès de son lit, et qu'ils se relayent dans les fonctions de garde-malade. Enfin ils devront observer minutieusement les règles indiquées dans cet écrit soit pour se préserver du choléra, soit pour arrêter son développement.

Contenu d'une pharmacie pour le traitement du choléra.

Sulfate de soude . . . . 100 grammes.

Ipéca . . . . 2 grammes.

Par paquets de 50 centigrammes.

Sirop d'ipéca . . . . 30 grammes.

Tilleul . . . . 50 grammes.

Menthe poivrée . . . . 50 grammes.

Calomélas . . . . 10 centigr.
Scammonée . . . . 20 centigr.

Pour deux paquets.

Gouttes contre la diarrhée.

Alcoolature d'aconit . . . . 3 grammes.
Teinture d'opium (Form. Dorvault). 1,50 gr.
Aloès . . . . 1 gramme.

Vieille eau-de-vie de vin.
Rhum véritable.

PARIS. — TYPOGRAPHIE DE CH. MEYRUEIS,
11, RUE DES GRÈS. — 1865.

www.ingramcontent.com/pod-product-compliance
Lightning Source LLC
LaVergne TN
LVHW050502160826
845677LV00003B/894

* 9 7 8 2 3 2 9 6 6 3 3 5 7 *